LA

Planche du Salut;

MÉTHODE CONTRE LE CHOLÉRA MORBUS,

SUIVIE

D'UN MÉMOIRE

SUR L'ASSAINISSEMENT DU PORT

DE MARSEILLE.

La Divinité n'a pas créé de maux incurables :
Espérons en elle.....
« Marseillais, guerre au choléra !
« Aidons-nous, Dieu nous aidera.... »
Confiance et courage :
Maîtrisons le fléau, et nous serons sauvés.

PRIX : **1 F. 50 c.**

SE TROUVE, A MARSEILLE,

CHEZ L'AUTEUR, ALLÉES DES CAPUCINES, 7;
ET CHEZ LES PRINCIPAUX LIBRAIRES.

1857—1858.

LA
PLANCHE DE SALUT.

LA PLANCHE

DE SALUT ;

MÉTHODE CONTRE LE CHOLÉRA MORBUS,

OU

RÉVÉLATIONS

SUR LES PREUVES DE GUÉRISONS DE PESTE, DE FIÈVRE-JAUNE ET DE CHOLÉRA MORBUS,

Offertes au Public

PAR UN AMI DE L'HUMANITÉ,

ACCOMPAGNÉES D'ANNOTATIONS IMPORTANTES,

ORNÉES D'UNE NOTICE RELATIVE AU COURAGE ET AU BRILLANT DÉVOUEMENT DES MÉDECINS FRANÇAIS,

ET SUIVIES

D'UN MÉMOIRE

RAISONNANT L'URGENTE NÉCESSITÉ ET LE MOYEN DE NETTOYER, RESTAURER, ASSAINIR, PROMPTEMENT, FACILEMENT, ÉCONOMIQUEMENT, SELON LE GRANDIOSE DE L'OBJET, LE PORT DE MARSEILLE,

Par J. B. CAZENEUVE,

ORIGINAIRE DU DAUPHINÉ,
ANCIEN MEMBRE DE L'ARMÉE D'ORIENT,
ANCIEN NÉGOCIANT AUX ANTILLES D'AMÉRIQUE,
PRÉSENTEMENT PROPRIÉTAIRE ET COLON A MARSEILLE.

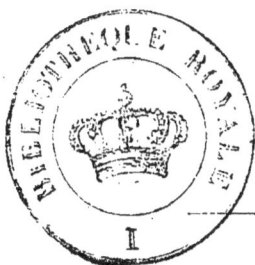

La Divinité n'a pas créé de maux incurables ;
Espérons en elle.....
« Marseillais, guerre au choléra !
« Aidons-nous, Dieu nous aidera... »
Confiance et courage ;
Maitrisons le fléau et nous serons sauvés.

MARSEILLE,

Imprimerie de LÉOPOLD MOSSY, rue Grignan, 54.

1857.

DÉDICACE

HISTORIQUE ET POPULAIRE,

AUX DEUX SEXES

DE L'ILLUSTRE ET OPULENTE

MARSEILLE.

———

A vous, Dames et Demoiselles ! A vous, citoyens de tout sexe et condition ! A vous, ames généreuses et charitables, autant que courageuses ! qui vous êtes dévouées avec ardeur au soulagement des souffrances des nombreuses et infortunées victimes du choléra asiatique, et disons-le avec orgueil et satisfaction, au salut de nombre d'entr'elles, je dédie cette modeste Brochure qui, si elle est privée des charmes d'une éloquence pompeuse, pourra, du moins, indépendamment de son utilité matérielle et morale, encourager encore ceux qui, dans des crises pareilles à celles qui nous ont affligés, voudront à l'avenir imiter votre noble et héroïque exemple. Marseille, proclamée métropole du mouvement maritime ; Marseille, fière de ses destinées présentes et futures ; Marseille, possédant un port perpétuellement peuplé d'une myriade de vaisseaux ; Marseille qui, du haut de ses tours, voit le bassin de son port couvert d'une forêt de mâts ; Marseille, reine de la Méditerranée ; de cette mer célèbre dès la plus haute antiquité, de cette mer , qu'aux jours de sa gloire, *Napoléon* se plaisait à appeler *le Lac Français* : Marseille , qui voit journellement arriver dans son superbe port les tributs , les richesses et les colons des deux mondes : Marseille ne l'a cédé , sur le point délicat dont nous traitons , par ses sacrifices pécuniaires , par son dévouement classique et par ses prévisions administratives , à aucune autre cité de la France , livrée , comme la majeure partie de l'Europe , pendant cette fatale année 1837, heureusement expirante , aux fureurs du fléau épidémique , qui semblait se jouer des scènes de douleur et de deuil , dont la divinité nous a délivrés. Puisse cet hommage , sincèrement rendu à l'héroïsme national , à cet héroïsme purement d'humanité , à cet héroïsme surnaturel , prôné et admiré des peuples étrangers , prouver à l'univers que la *Jeune France* , se modélant sur l'ancienne , que notre Jeune France , ame, centre et pivot du mouvement social , poursuit sans lacune sa course civilisatrice et conquérante , brillantée des gloires , des merveilles et des illustrations de tout genre !

PRÉFACE.

―――

Point de livre sans préface ; mais une brochure sur le choléra en a-t-elle besoin ? je ne le pense pas.—Pourquoi donc ne pas laisser , au fond du sac , cette frêle préface ? — Pour apprendre au lecteur qu'une préface , dans ce cas , devenait superflue ; qu'elle n'aurait été qu'une répétition banale du contenu de cet opuscule, mal écrit et remarquable seulement par son allure d'utilité publique ; et que l'auteur , ami de l'Évangile , ami de tout le monde , même de ses ennemis , renouvelle à ses concitoyens , *le vœu sincère de ne point mettre aux oubliettes ses prévisions sur l'urgente nécessité de remédier à l'insalubrité de notre beau port.* — Puisse-t-on ne point rejeter , aux jours du naufrage , notre *Planche de salut !*

AVANT-PROPOS.

————◦◦◦————

Cette Brochure doit son apparition aux ravages du
choléra, revenu en 1837, pour la troisième fois,
décimer la belle population de Marseille... Mais obligé
de faire un voyage en Italie , livrée aux fureurs de
cette même épidémie , celui qui en fait offrande au
public et qui la met sous ses auspices , s'est vu dans
la nécessité d'en différer la publication... Puisse-t-
elle, pour le pauvre peuple , remplir toute l'attente
de l'auteur ! c'est la seule récompense que son cœur
ambitionne.

PORTRAIT CHANTANT

DE L'AUTEUR.

———————

AIR : *Du Marin.*

I.

PRÉAMBULE.

Amis, je vais, d'après nature
Crayonner en grand mon portrait,
Ou si l'on veut ma mignature ;
Je vais me peindre trait pour trait.
Amis je vais mêler ensemble,
Et le physique et le moral,
Je veux que le portrait ressemble,
S'il se peut, à l'original.   *Bis.*

❀

II.

PORTRAIT.

Détails divers.

J'ai la taille d'un Alexandre ;
Je suis brun, j'ai cinq pieds au plus ;
J'ai le cœur aimant, l'ame tendre,
J'ai des défauts, quelques vertus ;
J'ai parcouru la terre et l'onde,
J'ai fait la guerre en Orient ;
J'ai vu les quatre coins du monde,
Je fus ensuite négociant.

III.

VOYAGE D'ORIENT.

Inscription Triomphale.

Au sein de la magique Egypte,
Fertile en pompeux monumens,
Qui naguères servit de gîte,
A nos héros, à nos savans,
J'ai rempli des postes honorables ;
J'eus peine et plaisir..... j'inscrivis
Mon nom en traits ineffaçables,
Aux pyramides de Memphis.

❀

IV.

VOYAGE D'OCCIDENT.

Souvenirs.

J'ai fait valoir mon industrie
En Orient, en Occident ;
A mon retour, dans ma patrie,
On m'appela *le Revenant.*
Grace à l'utile *Curative*
Qu'en Amérique j'implantai,
Ma santé devint plus active,
Par elle je ressuscitai.

❀

V.

CONCLUSION.

Je n'ai point un très beau physique ;
Pourtant l'ensemble peut passer ;
Je me mariai en Amérique,
J'aimai beaucoup à voyager ;
J'ai vu *Paris, Rome, le Caire,*
Je suis bien loin d'être parfait ;
Au total, je me crois sincère,
Mes amis, voilà mon portrait !

LA
PLANCHE DE SALUT ;

MÉTHODE

CONTRE LE CHOLÉRA MORBUS,

ou

RÉVÉLATIONS

SUR LES PREUVES

DE GUÉRISONS DE PESTE, DE FIÈVRE-JAUNE ET DE CHOLÉRA MORBUS.

Introduction.

Causes de cet écrit. — Apparition du choléra. — Faits relatifs au choléra morbus. — Mention du traitement. — Tribut d'hommage au docteur Leroy.

Tout citoyen bien intentionné, est autorisé par la charte, à manifester ses idées dans un but d'utilité générale. Cette concession, faite par les siècles de barbarie qui nous ont précédés, est une des plus belles conquêtes de la *civilisation moderne*. Ému de la calamité épidémique qui, pour la troisième fois s'est introduite, en trois ans, dans les murs de l'opulente Marseille, un ami de ses concitoyens a désiré payer son tribut d'humanité, en livrant à la publicité, ces modestes pages improvisées contre le *foudroyant choléra*, pages dépourvues, il est vrai, d'une éloquence entraînante ; mais riches en faits saillants, sonores et lumineux... Au surplus, rendant à César ce qui est à César, payant notre dette d'éloges à des prêtres vénérables, à plusieurs administrateurs influents et à diverses notabilités locales, qui, par un sentiment tout charitable, ont secondé nos vues, qui ont encouragé la publication de notre *Planche de Salut*, je crois devoir leur offrir, au début de ces notes, un suave tribut de reconnaissance.

Mais plus d'un imprévoyant pourra dire : *«* Le *choléra* a cessé, le *choléra* a fui loin de nous ; pourquoi nous parler encore de ce désolant *choléra?* » —C'est précisément dans les instants de calme que nous laisse l'absence de ce terrible fléau, qu'il convient de se prémunir d'avance contre ses apparitions futures. A mon avis, il est sage et prudent de mettre à profit les intervalles, les lacunes lucides dont nous gratifie *l'épidémie voyageuse* et furibonde, pour délibérer, s'orienter et se fortifier de tous les moyens reconnus propres, soit pour s'en préserver, soit pour en brider la fougue, soit pour la détruire. On n'a pas le temps de s'occuper de cet important et salutaire objet, lorsqu'on est sous l'influence de la frayeur, des progrès rapides du mal, de la débâcle subite des affaires, et surtout des *déménagemens désordonnés...* Je renvoie, pour solder cette question, aux tant tristes souvenirs du passé. (*a*)

NOTE,

Annonçant un Mémoire raisonnant l'urgente nécessité d'assainir le port de Marseille.

(*a*) Un Mémoire raisonné, succinctement développé et mis à la suite de cet album, prouvera suffisamment que Marseille, ville si salubre d'ailleurs, récèle dans son sein, dans ses murs, dans son port, les germes, les élémens, toutes les qualités d'un *gaz morbide*, constituant un *foyer d'incendie épidémique*, s'annonçant par des signes visibles, disposé tôt ou tard à s'allumer, et qu'il serait très prudent d'éteindre ; oui ; Marseille, la Memphis des Français ; Marseille, l'Athènes moderne ; Marseille, sœur de la vieille Rome, cette cité riante, à l'allure élé-

Au reste, j'ai parlé de faits ; cette brochure en produira non seulement pour le *choléra* , mais aussi pour la *peste d'Orient*, pour la *fièvre jaune* d'Amérique , pour les *cas d'empoisonnement,* etc. Elle s'appuye, en définitive, au sujet du choléra qui nous occupe plus particulièrement, sur le traitement curatif et circonstancié, recommandé par le célèbre docteur LEROY, *de Paris* , auteur de l'ouvrage intitulé : la *Médecine Curative*, prouvée et justifiée par les faits... Gloire et honneur au dévouement de l'immortel médecin français , qui , un des premiers , a eu l'heureuse inspiration de nous mettre sur la *voie du salut!*

RAISONNEMENT

HISTORIQUE ET EXPLICATIF

DESTINÉ A SERVIR DE DIGUE D'ARRÊT AUX RAVAGES
DU CHOLÉRA.

Indication de documens. — Richesses enfouies dans nos archives sanitaires. — Annonce du traitement curatif du choléra.

Au milieu des mortalités qui , au sujet si grave de la santé publique , affligent notre belle cité de Marseille et qui pèsent avec fureur sur les régions les plus populeuses du continent européen, et notamment à

gante, et se livrant, sous nos yeux, avec confiance et sécurité, aux plaisirs, aux affaires, aux douces jouissances de la famille , dort , veille, ou circule autour d'un *cratère infect,* qui dans les beaux jours d'été, éclatant comme une bombe, peut occasionner un nouveau 1720 , *une peste indigène,* un cataclysme épidémique. Que Dieu préserve Marseille, mon pays d'adoption , d'une semblable catastrophe, assez long-temps encore, pour que la génération vivante puisse me qualifier de *mauvais prophète !*

Malte, à *Rome*, à *Naples*, à *Palerme*, en *Egypte*, à *Constantinople*, et *ailleurs*; au milieu de circonstances qui tendent à rendre rapides comme l'éclair nos relations civiles, politiques et commerciales, avec les pays orientaux, qu'exploite activement le mouvement social, pays infestés par ces cruels fléaux, échappés de la *Boîte à Pandore*, et que l'homme qui en est victime a pourtant mission d'y faire rentrer; au milieu des efforts et des moyens impuissants et inutilement tentés jusqu'à ce jour, par des êtres doués d'un génie inventif, amis de leurs semblables, et persuadés qu'il n'existe point dans la nature de *mal sans remède*; au milieu d'une crise suprême qui semble menacer en se perpétuant la vitalité de la grande société humaine, ne serait-il pas opportun, ou plutôt ne serait-il pas louable d'exposer au grand jour le moyen précieux de se garantir des calamités épidémiques qui tendent à s'ancrer sur notre sol si salubre, de combattre, détruire, annihiler complètement les mortifères effets de la *peste*, du *choléra morbus*, de la *fièvre jaune*, et de tant *d'autres affreuses maladies* qui poussent avant le terme les générations au tombeau? Un moyen qui appert des prenves irrécusables est simple et facile, sans excepter même les *cas d'empoisonnement;* bref un moyen à la fois *curatif et préservatif*, et favorable non seulement à la classe aisée, mais aussi à la classe populaire elle-même; au milieu enfin d'un état de choses qui allarme, affecte et intéresse et les *individus*, et les *familles*, et les *nations entières*, ne serait-il pas louable, disons-nous, rassurant et charitable, d'élever la voix pour faire connaître que le moyen signalé existe, qu'il n'est point à chercher, *qu'il est tout trouvé*, et qu'il n'y a qu'à vérifier les *faits* éclos de nos jours, *qui restent malheureusement ignorés dans nos archives sanitaires*, faits éloquents qui, tout extrordinaires qu'ils sont, parlent d'eux-mêmes, faits, au reste, dont le rappel ne peut qu'être profitable à notre intéressante cité? Déjà par la sage sollicitude des autorités, les journaux retentissent des précautions à prendre pour affaiblir et ralentir au début de l'invasion les funestes effets du fléau, qui pour la troisième fois reparaît audacieusement dans nos murs et qui menace de s'y acclimater. Quel citoyen serait sourd aux vœux de ses compatriotes, faisant un appel aux lumières de la *clairvoyante expérience?* et ne serait-il pas passible d'incurie, d'égoïsme ou d'indifférence, celui qui dans ces instants de désolation cacherait sous le boisseau, des faits, des actes, des vérités utiles aux masses effrayées, en leur montrant au bout du sombre horison une *planche de salut?* ... (1)

J'ai rempli ma tâche; que d'autres en fassent autant, et ils auront bien mérité de la reconnaissance publique.

Pour ce qui est relatif aux preuves des faits allégués et dont les maté-

---

ANNOTATIONS IMPORTANTES.

Détails divers. — Perfection apportée au système médical. — Pensée des premiers praticiens de l'Europe. — Faveurs déversées sur Bérard par Grégoire XVI. — Mention des Missionnaires de Rome. — Hommage rendu au système évacuant. — Substance de l'opinion d'un médecin de Marseille. — Conseils et régime relatifs au choléra. — Annonce d'une Notule.

(1) Arrivant récemment des parages de *Gênes*, de *Rome*, de *Naples* et autres lieux d'Italie cruellement visités par le *fléau asiatique*, nous avons recueilli dans notre intéressante course, des documens précieux au sujet du *traitement du choléra* par des *médicamens actifs*, employés avec succès et en temps utile, ainsi que le prescrit la *Médecine curative* du docteur Leroy de Paris. Citons des exemples : un de nos compatriotes, le digne M. *Bérard*, médecin français, exerçant dans les hospices de Rome, et assez considéré dans cette ville pour s'être attiré la bienveillance de S. S. Grégoire XVI, a opéré des cures tenaces, fréquentes et radicales, en administrant vivement au début de la maladie, et suivant les prescriptions du *Moderne Mode Médical*, des purgations propices, analogues à la violence du mal, et appuyées du secours des stimulans, des sinapismes et de larges cataplasmes de lin sur la région de l'estomac..... — Si d'un autre côté nous compulsons les expériences faites depuis les dernières invasions du choléra en Europe, nous nous assurerons que les médecins de *Prusse*, de *Russie* et d'*Allemagne*, ont reconnu et déclaré que les *vomitifs et les purgatifs* qui *seuls* peuvent détruire les virus cholériques, en expulsant les humeurs putréfiées, c'est-à-dire, *la cause morbide*, sont les seuls procédés efficaces, disent-ils, qui, aidés des rafraîchissans, *peuvent réellement guérir les cholé-*

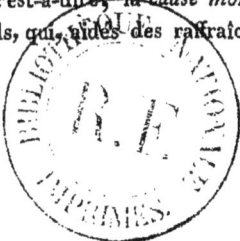

2

riaux sont hors des limites restreintes d'une brochure, on prévient le public, pour sa satisfaction, qu'elles existent dans les archives de l'administration sanitaire de cette ville.

Au surplus, clôturons cette note toute philantropique, fortifiée de

---

risés. Ces moyens puissans ont *souvent* été employés par nos missionnaires français à Rome, dans des cas critiques à l'excès ; ils pensaient, avec raison, que la *méthode évacuante* dirigée contre la *corruption humorale*, unique cause des maladies, et nullisant les effets de cette cause totalement expulsée, était celle à préférer au milieu de tant d'autres toutes inefficaces ; et par son usage sagement appliqué, ils ont *souvent* obtenu le *salut physique* de leurs cliens..... — Et sans aller puiser au loin des documens sur le moyen de maîtriser l'épidémie cholérique, nous trouvons la confirmation du *système curatif signalé* dans l'opinion émise par un médecin méritant de Marseille, dans une *brochure anonyme*, intitulée : *Considérations sur le Choléra morbus*, brochure sortie en 1832 des presses de M. Feissat, rédacteur du *Sémaphore*, rue Canebière, n°. 19 ; brochure dont l'importance mérite d'être rappelée, et de laquelle, relativement aux *moyens de préservation du choléra*, j'extrais ces paroles lumineuses que la modestie de l'auteur anonyme de la brochure me pardonnera sans doute de faire revivre. « Quoi- « que nous ne connaissions, dit l'habile et estimable praticien de « Marseille, aucun moyen de *préserver du choléra*, et que nous devions « nous défier des *médicamens merveilleux* auxquels on a par des vues « d'intérêt attribué des prodiges, on peut cependant se ga- « rantir de ce fléau en se maintenant propre, en s'éloignant des « lieux d'infection, et en suivant un régime doux ; il faut aussi obser- « ver la sobriété, proscrire les liqueurs et les alimens échauffans, ha- « biter la campagne ou des maisons de ville bien aérées, et se préser- « ver du *froid humide*, qui, arrêtant la transpiration, occasionne des « rhumes pernicieux à la santé ; il faut enfin faire usage de thé, de café, « de l'orangeade, de lavemens émolliens, et de légers évacuans, toutes « les fois qu'il y a trouble dans les fonctions digestives. » Tels sont les conseils prudens et sages dont nous sommes redevables au médecin anonyme de Marseille ; en les publiant, il a rendu un service notable à la ferme opinion que le plus incrédule sera convaincu, en prenant lecture du document suivant, relatif au *traitement curatif du choléra*, et dont l'auteur fait hommage au public dans un but d'humanité.

---

ses concitoyens; et la reconnaissance publique le placera au rang de ceux honorablement signalés dans la *notule suivante*.

NOTULE

Toute dévouée à la gloire de la Jeune France.

Dévouement héroïque des Médecins français. — Mention honorable de l'honorable Bérard. — Ovation consacrée au courage national.

Et au sujet du dévouement français, dont la célébrité est devenue européenne, nous serait-il permis d'en crayonner quelques traits? Qui osera dénier les assertions suivantes? Qui n'a entendu parler du courage de nos praticiens, au milieu des crises cholériques? Quelle oreille n'a pas été frappée du retentissement des journaux étrangers, appelant à grands cris des médecins français, désirés *comme des messies* par les populations effrayées? — Que j'ai regretté souvent dans le cours de cette même année 1837, si funeste à l'humanité, époque où je parcourais l'Italie décimée par le fléau asiatique; que j'ai regretté, dis-je, qu'un *essaim de jeunes docteurs* ne se soit pas élancé vers ces régions désolées où *un double pactole d'honneur et d'argent* aurait coulé pour eux. D'après ce dont nous avons été les témoins oculaires à *Gênes*, à *Rome* et à *Naples*, nous estimons que plus de *cent médecins français*, dévoués à leur profession; animés du zèle du *brave Bérard*, déjà cité, et disséminés sur les trois points les plus maltraités, *Rome*, *Naples* et *Palerme*, eussent fait beaucoup de bien, honoré notre nom national, et gagné de l'or... Appuyons ce raisonnement de faits et de preuves historiques. — En *Italie* les *praticiens*, dans certaines localités, se présentaient aux malades cholérisés *avec des masques*, dont la subite apparition faisait sur eux une impression fâcheuse... En *France* nos *docteurs* abordaient franchement les cholériques, les touchaient, les consolaient; et leur prodiguaient sans répugnance les secours de leur art. — En *Italie* les prêtres administraient la communion et l'extrême onction aux cholérisés au bout d'un bambou... En *France* nos *religieux*, rivalisant d'ardeur avec *nos soldats de Constantine*, livraient à l'ennemi commun des assauts évangéliques, *s'asseyaient sans peur* au chevet du lit de leurs cliens et ne les délaissaient qu'aux derniers confins de la vie. — En *Italie* les *cadavres cholérisés*, restant souvent dans les rues, dans les maisons, sur les places publiques, une semaine sans sépulture, pestiféraient l'atmosphère de leurs mortifères émanations, et augmentaient, en viciant l'air, l'intensité du virus cholérique... En *France* nos *autorités locales* prenaient si bien leurs mesures, que même dans les cas les plus critiques les décédés, recevaient à point nommé, les honneurs de l'ensevelissement... Gloire au peuple français, dépositaire et conservateur des héroïsmes de tout genre !

PREUVES.

TRAITEMENT NOUVEAU

POUR GUÉRIR

LE CHOLÉRA MORBUS,

EXTRAIT DE L'OUVRAGE

DU DOCTEUR LEROY,

DE PARIS,

PAGES 129 A 132 DE LA QUINZIÈME ÉDITION DE LA MÉDECINE
CURATIVE PROUVÉE ET JUSTIFIÉE PAR LES FAITS.

Choléra, Miséréré, etc.

Avantages marqués de la Méthode évacuante.

« Ces deux maladies, dont les symptômes sont effrayans, par leurs
» caractères qui vont être signalés, ont, pour cause, *la sérosité*, qui
» dans ce cas étant extrêmement brûlante ou corrosive, tortille l'in-
» testin *Ileum*, supprime toute déjection par les voies basses, excite
» d'horribles vomissemens, des crampes, des crispations, des tirail-
» lemens, une fièvre très violente, et produit enfin les signes les
» plus alarmans par rapport aux souffrances et à la vie du ma-
» lade.

» Jusqu'à l'époque où fut publiée la quatorzième édition de la
» Médecine Curative, prouvée et justifiée par les faits, le choléra

» épidémique n'était connu en Europe que par des rapports de mé-
» decins qui l'avaient observé dans l'Inde. (Voir le numéro 12 de la
» *Gazette des Malades.*) Il est bien parlé, dans quelques auteurs,
» d'une épidémie qui, au moyen âge, exerça des ravages en France,
» et notamment à Paris ; mais il ne nous est parvenu aucune rélation
» exacte de cette maladie qui paraît cependant avoir eu de la ressem
» blance avec celle qui nous occupe. Quoi qu'il en soit, avant l'an-
» née 1830, le *Choléra épidémique* n'était, je le répète, connu
» en Europe que d'après les observations recueillies dans l'Inde Orien-
» tale, et la conclusion à tirer de ces observations, était que jus-
» qu'alors, on ne connaissait encore aucun moyen bien efficace pour
» combattre ce terrible fléau. Tout restait donc à faire à l'appari-
« tion de cette affreuse maladie dans nos contrées Européennes.

« Je n'entrerai point ici dans le détail des traitemens plus ou moins
» opposés et même plus ou moins bizarres qui ont été essayés tour
» à tour, par les médecins qui s'obstinent à chercher la *cause des*
» *maladies*, autre part que dans *l'altération des humeurs*. Je me bor-
« nerai à dire que, d'après les observations de nombre de méde-
» cins assez judicieux pour ne pas repousser, par esprit de parti
» ou par coterie, les principes qui servent de base à la méthode
» *Leroy*, et notamment d'après la méthode d'autres médecins, mieux
» fixés encore que les autres, sur la doctrine de cet ancien prati-
» cien, il est bien démontré *que les évacuans sont le meilleur moyen*
» *à opposer au choléra*. C'est ce qui s'accorde d'ailleurs avec les ré-
» sultats obtenus, à différentes époques, pour des cas de *choléra* ou
» *colique de miséréré*. Ainsi se trouve confirmé, de plus en plus, le
» principe énoncé depuis long-temps en la *même médecine curative,*
» que comme toutes les autres maladies de cause interne, le choléra
» morbus n'est dû qu'à la *corruption des humeurs*, et doit être com-
» battu par la purgation administrée de la manière prescrite dans
» cette méthode pour le traitement des maladies graves. Mais ce
» mode de traitement, pour être la meilleure de toutes les médica-
» tions employées jusqu'à ce jour, est cependant quelquefois insuf-
» fisant à l'égard du *choléra*. Cette maladie sévit parfois avec tant
» de fureur, et marche si rapidement à sa terminaison funeste, que
» les évacuans demeurent sans effet ou ne peuvent être administrés ;
» mais aussi toutes les fois que la méthode évacuante est appliquée,
» on parvient le plus souvent à se rendre maître du mal.

» On comprend, d'après ce qui vient d'être dit, combien il im-
» porte d'agir incontinent au début de la maladie; le moindre retard
» pouvant tout perdre ou rendre la guérison plus douteuse, le trai-
» tement doit être poussé avec d'autant plus d'activité, que l'on se
» trouve à une période plus avancée de la maladie. Ce n'est pas ici
» le cas de craindre de fatiguer les malades par une trop fréquente
» purgation.

» Voici le *mode de traitement* qui a été suivi et qui a le mieux
» réussi. Lorsque la maladie était déclarée et qu'il ne restait aucun
» doute sur sa nature, on a donné le *vomi-purgatif*, pour commen-
» cer le traitement. Dix à douze heures après, le malade a pris un
» *purgatif* qui était répété, le plus ordinairement, au bout de douze
» à quinze heures; si d'après ces trois doses, les grands accidens
» cessaient, comme on l'a souvent observé, on suspendait la pur-
» gation, mais l'on se hâtait de la reprendre à la moindre circons-
» tance qui pût faire craindre la réapparition des symptômes choléri-
» ques. Cet accident ne fut pas commun, car le plus souvent les ma-
» lades entraient en pleine convalescence, et il suffisait de soins,
» de régime et de quelques purgations, de loin en loin, pour com-
» pléter la guérison.

» S'il y a diarrhée ou des vomissemens, les doses évacuantes doi-
» vent être plus faibles que s'il n'y a pas cet accident. Lorsqu'elles
» sont rejetées ou qu'elles restent sans effet, on peut les adminis-
» trer en lavement; enfin, insister dans la purgation, et tâcher, par
» quelques tentatives que ce soit, d'obtenir des évacuations en raison
» du pressant besoin de soulagement, et comme il est indiqué par
» l'article 8 de l'ordre de traitement pour les maladies graves.

» Les vésicatoires sont des auxiliaires dont il ne faut pas négliger
» l'usage lorsque les premières doses évacuantes ne sont pas suivies
» d'amélioration; on les applique d'ordinaire aux cuisses; on a aussi
» à se louer d'avoir employé la moutarde..... Pour les boissons, on
» consulte le plus souvent le goût des malades, tant pour la compo-
» sition du breuvage, que pour la température; il en fut donné à la
» glace lorsque les malades le demandaient, et de bons effets en
» ont été obtenus·

» Alors que le *choléra morbus* est fortement déclaré, la guérison
» est si douteuse, qu'on pourrait se repentir d'avoir différé l'emploi

— 24 —

» des moyens de prévenir les progrès des symptômes qui caracté-
» risent cette maladie. On ne saurait trop engager les personnes qui
» se trouvent dans les lieux où règne l'épidémie cholérique à recou-
» rir au traitement par les évacuans dès le moindre dérangement de
» leur santé, surtout si ce dérangement se manifeste aux voies di-
» gestives. Dans le cas où ce n'est que par précaution qu'on se purge,
» il n'est pas nécessaire de plusieurs doses évacuantes dans l'espace
» de vingt-quatre heures. Il suffit ordinairement de pratiquer d'après l'ar-
» ticle premier du même ordre le traitement de la Méthode Leroy.

» Les emplâtres vésicatoires aux deux jambes sont donc indiqués.
» L'évacuation la plus active est prescrite d'après l'article 3 de l'or-
» dre du traitement. Le Vomi-purgatif et le Purgatif, doivent être
» administrés alternativement jusqu'à ce que le premier n'ait plus d'ob-
» jet, et le dernier doit l'être jusqu'à guérison radicale, selon la
» marche générale de ce traitement. »

J'ai dit, d'après l'auteur de la Médecine curative prouvée par les
faits, le traitement reconnu le plus convenable pour la cure du
choléra-morbus, j'ai dit ce que prescrit dans ce cas périlleux celui
qui doit à la Méthode évacuante destructive des causes morbides,
la faveur d'être un des premiers doyens des docteurs français. Disons
actuellement, nous qui colorons ces pages, qu'appent nos lettres
de gratitude, publiées à Paris à la suite dudit ouvrage, parvenu à
sa quinzième édition, nous sommes redevables au mode évacuant
seul, de la guérison d'une maladie longue, compliquée et ruineuse,
maladie qui, pendant sept années, nous avait fait souffrir tout ce qu'ex-
prime le mot souffrance, qui sous le ciel torride des Antilles, nous
avait fait surnommer la momie ambulante; et qu'à force de cons-
tance nous forçâmes à céder sa place à une solide santé.

CONCLUSION.

Espérances consolantes. — Motifs de l'offrande de la Planche de Salut. — Craintes concernant la réapparition du choléra morbus. — Exposition des causes qui peuvent le perpétuer. — Signes précurseurs d'une épidémie future. — Infection du port de Marseille. — Urgence de l'assainir. — Voies et moyens pour arriver au but. — Mémoire traitant cette question vitale pour Marseille. — Grande importance de ce Mémoire sous le rapport de la salubrité publique. — Signalement odieux du port de l'opulente Marseille. — Pronostics ou prophéties. — Cataclysme commercial, ou prospérité perpétuelle. — Allocution aux Marseillais. — Choix entre deux extrêmes. — Derniers conseils au sujet du choléra-morbus.

Dans notre Avant-propos, nous avons exposé les motifs qui ont déterminé l'apparition de cette brochure, le raisonnement qui l'accompagne et la publication des faits qui en font tout le mérite. Le vide, récemment laissé dans nos familles par le *Choléra asiatique*, nous autorise à espérer, que le public retirera plus tard les fruits que nous osons attendre de nos bonnes intentions. J'ai cru, consciencieusement devoir offrir aux habitans de Marseille, mon pays adoptif, ce léger tribut de bon vouloir, *au moment* où l'expérience du *passé*, effleurant *le présent*, peut être profitable *à l'avenir*; *au moment* où le fléau assoupi, mais non anéanti, peut audacieusement reparaître parmi nous, moissonner de nouveau la fleur de notre population et se compliquer, pour comble de malheur, avec l'état insalubre de notre port, récélant dans son sein les élémens d'une épidémie, qui, en éclatant, aurait le grave inconvénient de se perpétuer aussi long-temps qu'on négligerait l'extinction des causes, seul moyen de remédier au mal; au moment où ce virus capricieux et d'essence aérienne, qui se joue des combinaisons humaines, qui, semblable au Phénix de la vieille et vénérable Egypte, renaît de ses cendres, et se reproduit encore avec violence aux plages italiques ; *au moment enfin*, où le *Typhus indien*, qui, sans être contagieux comme la peste, est pourtant plus dangereux qu'elle, en ce sens qu'il met en défaut les précautions, les quarantaines et les cordons sanitaires, semble, en laissant aux personnes prudentes, le temps de la réflexion, semble, disons nous, les inviter à préparer d'avance des *moyens de salut*..... Ces moyens de salut ne consistent pas seulement dans *les précautions de prudence* que peuvent particulièrement prendre au sein de leurs familles, les habitans de Marseille ; il en existe de généraux qui réclament un mûr examen, qui demandent le puissant appui de tous les intéressés, et qui ne peuvent être résolus, ordonnés et exécutés, que par les soins de l'administration locale, au nom de la grande cité qui l'a chargée de la noble, sérieuse et délicate mission de veiller à ses intérêts, à sa sécurité, à son bonheur. Un mémoire substantiel, à l'allure naïve, et annexé à ce cahier, dont il est le complément, traite de *l'urgente nécessité*, *des moyens à employer*, *et du succès à espérer* d'un *Projet d'assainissement* du port de Marseille, de ce port si beau, de ce port si fréquenté, de ce port si prospère., de ce port subissant l'influence d'une *infection progressive*, signe précurseur d'un sinistre futur, enfin de ce port, présentement flétri à l'étranger de l'odieuse épithète de *Cloaque Français*; nous le disons avec conviction ; tout marseillais qui feuilletera ce mémoire, désirera, malgré les défauts dont il fourmille, s'associer à *l'œuvre grandiose de la rénovation du port*, ame du mouvement, coffre-fort de la cité et Pérou de la Provence, qui sans ce port, ne serait, selon Mirabeau, *qu'une gueuse parfumée*. Je renvoie à la lecture de ce modeste essai, quiconque douterait encore, tant sous le rapport public que privé, de l'importance de la mesure proposée ; mesure d'où découlera, soit un *cataclysme commercial* considérable, si elle est trop tardive, soit, si on la réalise promptement, la *perpétuelle prospérité du pays*..... Marseillais ! nous, ou nos neveux, sommes placés entre ces deux extrêmes; profitons de l'avertissement ; c'est à nous à choisir.... Puissent les éclairs, sortis du foyer de nos révélations, à la fois vraies, bien intentionnées et philantropiques, signaler long-temps la *Planche de Salut* à la malheureuse humanité!

TABLE

DE LA PLANCHE DE SALUT.